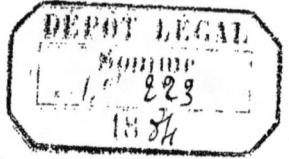
AIDE-MÉMOIRE

DU

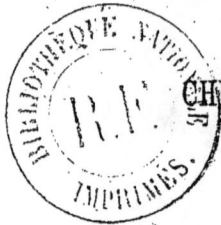

CHIRURGIEN DENTISTE

ANESTHÉSIE

Anesthésie médicale. — Abolition pathologique de la sensibilité. C'est un phénomène morbide, un symptôme que l'on observe dans certaines maladies du système nerveux.

Anesthésie chirurgicale. — Abolition de la sensibilité, provoquée par le médecin, dans le but de supprimer la douleur pendant les manœuvres chirurgicales.

Historique. — On trouve dans l'histoire de la médecine, la trace de tentatives faites depuis les temps les plus reculés pour supprimer la douleur, pendant les opérations ; mais l'anesthésie ne s'est élevée à la hauteur d'une méthode et ne s'est généralisée que depuis la découverte des propriétés *anesthésiques* de certaines substances, qui sont entrées dans le domaine de la matière médicale, sous le nom d'*agents anesthésiques* et dont les plus employées sont :

Le protoxyde d'azote, 1844, Horace Wells.

L'éther, 1841-46, Jackson et Morton.

Le chloroforme, 1847, Flourens, puis Jacob Bell et Simpson.

Le problème de l'anesthésie pratique et inoffensive a tenté bien des esprits ; le dernier mot n'a pas encore été dit; mais de nos jours, la question a fait un grand pas et l'on peut dire qu'elle est proche de sa solution, grâce aux travaux de M. le professeur P. Bert.

Division. — Tantôt l'on a pour but d'abolir la sensibilité du système nerveux tout entier, c'est *l'anesthésie générale*, qui peut être obtenue à la seule condition, que l'agent anesthésique sera porté jusqu'aux centres nerveux par le torrent circulatoire. On peut le faire pénétrer dans l'économie par l'une quelconque des voies d'introduction des médicaments, mais d'ordinaire on choisit les voies respiratoires (inhalations); ce procédé étant le plus sûr, le plus commode et le plus rapide.

Tantôt l'on se propose simplement d'abolir la sensibilité d'une région; c'est *l'anesthésie locale*, que l'on obtient en agissant sur les nerfs périphériques par le froid; le plus souvent on a recours à *l'anesthésie générale*.

Anesthésie générale

Phénomènes de l'anesthésie. — Lorsqu'on soumet un sujet à l'action des agents anesthésiques, on voit évoluer une série de phénomènes offrant dans leur nature et dans leur marche la plus grande analogie, quelle que soit la substance employée, mais plus accentués, toutes choses égales d'ailleurs, avec celle qui est moins diffusible, moins soluble dans le sang et dont la densité de vapeur est plus grande, c'est-à-dire avec le chloroforme.

Ces phénomènes aboutissent à l'abolition de toutes les fonctions du système nerveux, toutefois on distingue, dans leur ordre de succession, plusieurs périodes.

Période du début, caractérisée par l'irritation des muqueuses.

Lorsqu'on administre à dose plus ou moins massive,

par la méthode des inhalations, un agent anesthésique dont les vapeurs sont irritantes (Ether Chloroforme), les filets nerveux des muqueuses nasale, buccale, pharyngienne et laryngienne, subissent simultanément une excitation marquée. Il en résulte que le patient, en même temps qu'il perçoit l'odeur éthérée et la saveur légèrement sucrée de la substance anesthésique, éprouve une sensation de fraîcheur, due à l'évaporation, puis de brûlure, due au contact de cette substance étrangère à l'économie, avec les filets nerveux.

A cette irritation désagréable de la sensibilité qui provoque des mouvements de défense et de fuite, se joignent des contractions spasmodiques des muscles du pharynx et du larynx, et de l'hypersécrétion des glandes à mucus. D'où un certain degré de suffocation, un afflux de mucosités dans le larynx, et de la toux.

Bientôt cet orage se calme, les muqueuses insensibilisées deviennent tolérantes et à mesure que les vapeurs anesthésiques sont absorbées, les phénomènes de l'anesthésie générale se dessinent et s'accusent.

Période d'excitation

La *respiration* se précipite, au début, puis subit des modifications très variables suivant les sujets. Rarement elle reste régulière, avec les procédés habituels d'anesthésie ; tantôt elle est rapide, profonde et entrecoupée de temps d'arrêt plus ou moins longs, tantôt elle est lente, superficielle, à peine appréciable.

Il existe une synergie remarquable entre la circulation et la respiration ; les battements du cœur et du pouls s'accélèrent en même temps que les mouvements respiratoires, ils se ralentissent et s'affaiblissent dans la même mesure. D'une façon générale, la circulation subit pendant la première période de l'anesthésie une excitation qui retentit sur sa rapidité. Les pulsations artérielles sont plus fréquentes, la face se congestionne, les veines de l'extrémité céphalique deviennent turgescentes ; la température s'élève d'une façon passagère.

En même temps les paupières sont animées de battements rapides, les yeux sont humides et brillants, la pupille subit des alternatives de contraction et de dilatation, puis finalement reste dilatée pendant cette première période. Le malade accuse des battements dans les tempes, des bourdonnements d'oreille, qu'il compare au bruit du tambour, des cloches, du chemin de fer. Il éprouve des fourmillements d'abord dans les extrémités inférieures puis dans tous les membres. La sensibilité générale s'exalte ; le moindre contact provoque une agitation qui entrave la marche régulière de l'anesthésie.

L'intelligence ne tarde pas à se troubler, les idées se succèdent, empiètent les unes sur les autres et se font remarquer par un défaut d'enchaînement, d'association.

Puis l'on observe un retard dans la perception ; interroge-t-on le patient, il tarde à répondre, on dirait que la question qui lui a été adressée a mis un certain temps à lui parvenir.

Souvent alors, les impressions subies par le malade, les préoccupations qui l'assaillent et principalement l'idée de l'opération déterminent des conceptions délirantes qui se révèlent par une loquacité particulière, un langage confus composé de lambeaux de mots et de phrases disparates, des cris, des chants et des mouvements convulsifs, toniques ou cloniques, partiels ou généraux, plus ou moins violents et toujours incoordonnés. C'est à cet ensemble de phénomènes qu'on a donné le nom de période d'excitation.

Les troubles du début dépendant de l'irritation des muqueuses par le contact des vapeurs anesthésiques et la période d'excitation, ne sont pas fatalement liés à l'emploi des anesthésiques. Ils peuvent faire complètement défaut, même dans les méthodes habituelles d'anesthésie, si l'on procède avec précaution. On ne les observe pas, ou du moins ils sont très atténués, si l'agent anesthésique n'est pas irritant (Protoxyde d'azote); si l'on administre la substance anesthésique par d'autres voies que les voies respiratoires, et même lorsqu'on a recours aux inhalations de vapeurs irritantes, si l'on emploie le mélange exactement dosé d'anesthésique et d'air suivant la méthode du professeur P. Bert.

Un fait bien démontré pour ceux qui ont une grande habitude de l'emploi des anesthésiques, c'est que la période d'excitation est le plus souvent provoquée par des manœuvres intempestives. Elle débute lorsqu'on touche la région malade avant que l'anesthésie confirmée soit obtenue. Il faut donc s'abstenir d'enlever le pansement, de laver les plaies, d'explorer les organes dans les premiers temps des inhalations.

En règle générale, l'action du chloroforme est stupéfiante et résolutive d'emblée, ainsi que l'a établi M. P. Bert.

Période d'anesthésie confirmée. — Si l'on poursuit les inhalations, on voit succéder au tableau mouvementé que nous avons décrit, une période de calme qui se prononce de plus en plus.

La respiration se ralentit, devient plus régulière. La circulation subit une dépression notable, le pouls est moins fréquent, et plus ample. La température s'abaisse. Le visage pâlit, l'œil devient atone, la pupille se contracte et reste fixe, le bruit n'est plus perçu, l'intelligence est complètement éteinte. Si l'on cherche à provoquer des mouvements, on constate que les muscles qui étaient durs et contracturés l'instant d'avant, sont mous et flasques; le membre soulevé retombe inerte, la résolution musculaire est obtenue.

La sensibilité périphérique est elle même abolie. On peut piquer, pincer le malade sans qu'il en ait conscience.

Il ressemblerait, à ce moment, à un cadavre, si la respiration et la circulation ne prouvaient la persistance de la vie. C'est là la période de dépression, la période d'anesthésie confirmée, du sommeil chirurgical.

Période de collapsus. — Si l'on continuait les inhalations, on verrait survenir une période d'anéantissement pendant laquelle la respiration, la circulation et la chaleur animale subiraient une dépression continue aboutissant au collapsus et à la mort.

Le but de l'anesthésiste est donc de conduire le patient jusqu'à la période de sommeil chirurgical et de l'y maintenir, sans jamais dépasser cette période.

Marche de l'anesthésie. — En résumé, en dehors des phénomènes d'irritation locale produite sur les muqueuses des voies aériennes, au début des inhalations, on distingue dans la marche habituelle de l'anesthésie deux périodes, l'une d'excitation de toutes les fonctions du système nerveux, l'autre de dépression et d'anéantissement de ces mêmes fonctions. L'évolution des phénomènes anesthésiques présente cette particularité intéressante que les fonctions nerveuses ne sont pas supprimées du même coup.

Les observations de Flourens et de Longet établissent que les agents anesthésiques portent successivement leur action : 1° Sur le cerveau et le cervelet, en provoquant des troubles du côté de l'intelligence et de la coordination des mouvements; 2° Sur la protubérance annulaire en abolissant la faculté de perception de tout acte de sensibilité générale ou tactile; 3° Sur la moelle épinière en abolissant ses propriétés excito-motrice; 4° Enfin sur la moelle allongée en paralysant les nerfs qui concourent à l'entretien des grandes fonctions de la vie organique.

Durée de l'anesthésie. — La période d'anesthésie confirmée survient deux, huit ou dix minutes, en moyenne, après le début des inhalations, suivant qu'on a recours au protoxyde d'azote, à l'éther ou au chloroforme. Si l'on cesse les inhalations à partir du moment où l'on a obtenu la résolution musculaire et l'insensibilité, le sommeil se prolonge pendant un laps de temps variable avec la nature de l'agent anesthésique employé : 40 à 60 secondes avec le protoxyde d'azote pur, 4 à 6 minutes avec l'éther et le chloroforme. Si l'opération doit durer plus longtemps, il suffit pour prolonger l'anesthésie de replacer l'inhalateur devant les narines et la bouche du patient, dès qu'il donne des signes de sensibilité.

Signes de l'Anesthésie.

L'anesthésiste doit encore pouvoir reconnaître à certains signes le degré de l'anesthésie. Ces signes sont tirés de l'état de l'intelligence, de l'état de la motilité, de l'état de la pupille, de l'état de la sensibilité sensorielle et générale. Lorsque le malade cesse de répondre aux questions qu'on lui adresse à haute voix ; lorsqu'on soulève un membre et qu'il retombe inerte, lorsqu'on peut piquer ou pincer une région sensible sans que la douleur soit perçue, lorsque la pupille est fixe et contractée, lors qu'enfin l'on peut toucher la conjonctive et la cornée sans provoquer le réflexe palpébral, c'est-à-dire le clignotement des paupières, la période d'anesthésie confirmée est obtenue.

Les phénomènes inverses indiquent le retour de la sensibilité, aussi lorsqu'on voit le malade exécuter des mouvements, et se plaindre, lorsque la pupille se dilate, lorsque le toucher de la conjonctive et de la cornée provoque le réflexe palpébral, le réveil est proche, il faut administrer une nouvelle dose d'anesthésique si l'opération n'est pas terminée.

Terminaison. — Les phénomènes qui signalent le réveil, c'est-à-dire le retour des fonctions du système nerveux, évoluent successivement et en suivant un ordre inverse de celui qu'on a observé au moment où l'anesthésie s'est produite, et cela avec d'autant plus de rapidité que l'anesthésie a duré moins longtemps.

Les grandes fonctions de la vie organique (respiration et circulation) reprennent leur activité, la pupille se dilate pour revenir à l'état normal, la sensibilité reparaît et s'accuse souvent par des plaintes réflexes dont le malade ne garde pas le souvenir, enfin la motilité et l'intelligence se réveillent à leur tour. Le patient reste plongé dans un malaise caractérisé par un état nauséeux, de la céphalalgie, de l'hébétude de la parésie, qui se prolongent d'autant moins que l'anesthésique est moins actif et qu'il a été absorbé en plus faible quantité.

Cet état dure, en règle générale, quelques secondes avec le protoxyde d'azote, plusieurs heures avec l'éther et le chloroforme. Dans certains cas ces phénomènes se poursuivent pendant plusieurs jours et prennent alors le caractère de véritables complications. C'est ainsi que plusieurs de nos confrères nous ont dit avoir été appelés à soigner des états lipothymiques et des accès d'asystolie consécutifs à une administration vicieuse du protoxyde d'azote. C'est ainsi que nous avons vu les vomissements persister pendant vingt jours, en dépit de tout traitement, chez un sujet soumis au chloroforme pour le traitement d'un anévrisme artérioso-veineux de la cuisse.

Accidents de l'anesthésie. — Nous avons décrit les phénomènes d'une anesthésie régulière, mais les choses

ne se passent pas toujours ainsi. On peut voir survenir
au cours de l'anesthésie des accidents, les uns d'importance secondaire (toux, nausées, vomissements), les
autres rapidement mortels. Ces derniers sont dus à une
syncope respiratoire. Depuis dix ans que nous obser-
vons presque quotidiennement des anesthésies, nous
n'avons jamais constaté de syncope cardiaque. Il nous
a toujours semblé que les accidents provenaient d'une
syncope respiratoire.

Nous n'entendons pas nier la syncope cardiaque au
cours de l'anesthésie, et nous admettons volontiers que
l'émotion violente éprouvée par certains malades à la
pensée de l'opération ou simplement de l'anesthésie,
que le choc produit dans l'économie par les vapeurs
anesthésiques puissent déterminer un arrêt du cœur ;
mais ce fait doit être tout exceptionnel.

Au contraire, il est fréquent de voir la respiration se
suspendre brusquement alors que le cœur continue ses
mouvements de systole et de diastole.

A notre avis la syncope cardiaque est le plus souvent
consécutive à l'arrêt de la respiration.

C'est d'ordinaire au début de l'anesthésie, dès les
premières inhalations que se produit l'accident. Tantôt
l'irritation des muqueuses respiratoires par les vapeurs
anesthésiques amène un spasme de la glotte et un
accès de suffocation qui aboutit à la mort. Tantôt
l'accumulation de mucosités dans le larynx s'unit au
spasme de la glotte pour produire le même résultat.

Dans d'autres cas, c'est à une période plus avancée
de l'anesthésie qu'on observe les accidents. Ils peuvent
alors revêtir deux formes : *forme adynamique, forme
convulsive.*

Dans le premier cas, la respiration est superficielle
dès le début, à peine peut-on suivre les mouvements

d'abaissement et d'élévation du thorax, le pouls est
faible, tout à coup la respiration se suspend, le malade
oublie de respirer et meurt si l'on n'intervient pas.

Dans la forme convulsive, c'est un tableau tout
différent qu'on observe Le malade très agité est secoué
par des convulsions cloniques, on est obligé de le
maintenir, la face se congestionne, les veines du cou et
du visage sont turgescentes, les conjonctives sont
injectées et les yeux semblent prêts à sortir des orbites,
la peau est rouge, vineuse et même violette, on observe
sur le tégument de la poitrine, de l'abdomen et des
régions cervicales et parotidiennes des troubles vaso-
moteurs sur lesquels nous avons autrefois attiré
l'attention (1). La respiration se fait avec effort, elle
est bruyante, stertoreuse ; tout à coup la contracture
musculaire disparaît, le malade s'affaisse inerte dans la
résolution la plus complète, la face pâlit, la respiration
s'est suspendue, le pouls cesse de battre. C'est encore
une syncope respiratoire rapidement mortelle.

Causes des accidents. — Une observation attentive
et répétée des accidents de l'anesthésie, chloroformique,
éthérique et proto-azotée, nous a laissé la conviction
que ces accidents reconnaissent, en règle presque absolue,
pour cause première, un trouble de l'hématose, une
insffisance respiratoire et que ce trouble consiste soit
simplement en une entrave au mécanisme de la
respiration, soit en des perturbations d'ordre physique
ou chimique dues à la pénétration brusque dans le sang
d'une masse de vapeurs anesthésiques, dont la tension
est trop élevée.

---

(1) Odontologie, Tome 3 P. 65 N° 3.

Dans les deux cas, le résultat est le même, mais dans le premier, la syncope paraît être mécanique, antérieure en quelque sorte, à la pénétration des vapeurs anesthésiques dans le torrent circulatoire ; tandis que dans le second, elle est probablement toxique et consécutive à l'absorption de ces vapeurs.

La syncope respiratoire d'ordre mécanique est celle qui se produit au début des inhalations, elle est due soit au spasme de la glotte, soit à l'accumulation de mucosités dans le larynx, soit à ces deux causes réunies.

La syncope respiratoire d'ordre toxique est celle qui se produit au cours de l'anesthésie, elle semble due à la pénétration des vapeurs anesthésiques à *dose massive* dans le sang.

Ajoutons à ces données l'action essentiellement et fatalement dépressive des agents anesthésiques sur le système nerveux (état éthérique) et nous saisirons à la fois la nature et les causes des accidents de l'anesthésie. Ces principes établis il est aisé de comprendre qu'une foule de causes accessoires favoriseront le développement des accidents. Telles sont :

A. *Les maladies de l'appareil cardio-pulmonaire*, qui placent le patient dans des conditions habituelles d'insuffisance respiratoire ou circulatoire.

B. *Certaines maladies du système nerveux* accompagnées de lésions susceptibles d'être aggravées par l'action des anesthésiques et présentant dans tous les cas un terrain défavorable à l'anesthésie. On peut en rapprocher l'état de quelques malades, que l'idée de l'opération terrorise au point de provoquer une dépression nerveuse que l'action des anesthésiques aggraverait dangereusement.

C. *L'abus des boissons alcooliques* entraînant une

résistance plus longue, une absorption plus considérable et une dépression plus profonde.

D. *Les obstacles à l'amplitude des mouvements thoraciques.* Replétion de l'estomac, constriction par les vêtements.

E. *La station verticale ou assise* prédisposant à l'anémie cérébrale et par suite à la syncope.

F. *Les méthodes d'anesthésie défectueuses.* — L'ignorance, l'imprudence, l'inhabileté de l'anesthésiste, l'emploi d'une méthode défectueuse sont les principales causes des accidents de l'anesthésie.

Moyens de prévenir les accidents de l'anesthésie. — L'action dépressive des anesthésiques sur le système nerveux est essentielle et fatale, aucune précaution, aucune méthode ne peut soustraire le malade à cette action et à l'état particulier qu'elle engendre et qu'on a appelé l'*état éthérique.*

Cette cause inévitable de danger doit inspirer une certaine réserve et une grande prudence dans l'emploi des anesthésiques. Il ne faut pas en faire usage pour des motifs futiles, mais la réserver pour des cas dont la nécessité est bien indiquée. Si d'une façon générale on peut dire que l'anesthésie est légitime toutes les fois qu'il s'agit de pratiquer une opération ou une exploration douloureuse, il est un certain nombre de contre-indications que l'on doit respecter.

On devra s'abstenir dans les cas : où l'opération est peu douloureuse et de courte durée ; où l'anesthésie locale peut suffire ; où l'opération n'est indispensable ni à la vie, ni à la santé du patient (opération de complaisance) ; où il existe une affection organique du système nerveux, du cœur ou des poumons, du moins si cette affection est arrivée à une période avancée, enfin dans les cas où le malade refuse l'anesthésie.

Les névroses (hystérie, épilepsie chorée) ne sont pas des contre-indications.

Les conditions d'âge, de sexe, de tempérament, de constitution n'ont pas une importance considérable.

Il ne suffit pas pour éviter les accidents d'obéir aux contre-indications de l'anesthésie, d'autres considérations doivent entrer en ligne de compte qui ont trait au milieu, au malade, à l'anesthésiste, à l'anesthésique, à la méthode.

Milieu. — L'anesthésie doit être pratiquée dans une chambre claire, bien aérée, dont la température n'est ni froide, ni chaude.

Malade. — Le malade doit être calme ; nne émotion trop forte, une frayeur trop vive, une exaltation ou une dépression exagérées devraient faire ajourner l'opération.

Certains praticiens ont l'habitude de préparer le patient à l'anesthésie, en lui faisant prendre un bain la veille ou en lui administrant un médicament calmant, tel que le bromure de potassium, la morphine, le chloral, etc.

On aura soin de tenir le patient à jeun.

On le placera de préférence dans la position horizontale ou tout au moins dans la position assise demi-renversée. On prendra garde qu'aucun vêtement, aucun lien n'exerce de constriction sur le cou, la poitrine ou l'abdomen.

Enfin au cours de l'anesthésie on évitera tout déplacement brusque.

Anesthésiste. — Jusqu'au jour où l'on aura trouvé une méthode d'une précision mathématique, (le dosage des anesthésiques et de l'air, suivant la méthode de M. Paul

Bert, semble réaliser cette condition, mais ses applications sont toute récentes et ne se généraliseront qu'à la longue,) jusqu'à ce jour, disons-nous, l'anesthésie ne devra pas être confiée au premier venu.

La pratique des inhalations exige, outre des connaissances théoriques assez étendues, une expérience que l'on acquiert par l'observation, une grande patience, une prudence excessive et une vigilance de tous les instants.

La conduite de l'anesthésiste varie avec le mode d'anesthésie, mais il est des règles générales applicables à tous les cas : s'assurer tout d'abord de l'état du cœur et des poumons ; rassurer et encourager le malade par de bonnes paroles, lui indiquer comment il doit respirer, c'est-à-dire aussi naturellement que possible, sans efforts, sans saccades, le prévenir du goût et de l'odeur de l'anesthésique, lui annoncer qu'il va éprouver des bourdonnements d'oreille, du vertige, des fourmillements dans les membres, etc.

Lui éviter en un mot l'appréhension de l'inconnu et le soustraire à l'idée de l'opération.

Surveiller continuellement les mouvements respiratoires, et la circulation, la coloration des téguments et interroger de temps à autre l'état de la pupille. S'il survient de la toux, suspendre les inhalations jusqu'à ce que l'accès soit passé.

S'il survient des nausées ou des vomissements, placer la tête dans une inclinaison favorable à l'écoulement des matières, de crainte qu'elles s'engagent dans les voies aériennes; débarrasser l'arrière-gorge à l'aide d'une petite éponge montée sur des pinces, et continuer les inhalations, parce que d'une part les vomissements réveillent le malade et que d'autre part l'inhalation de nouvelles vapeurs arrête les vomissements.

. Il se fait parfois une hypersécrétion glandulaire avec accumulation de mucosités capable d'entraver la respiration; en pareil cas, il faut de même placer la tête dans une position déclive et enlever avec précaution à l'aide d'une éponge montée, les mucosités qui obstruent l'orifice supérieur du larynx.

S'il survient du spasme glottique il faut suspendre les inhalations.

Parfois à la période de résolution musculaire la langue tombe en arrière, renverse l'épiglotte et ferme ainsi l'orifice du larynx, il est alors indiqué de soulever l'os hyoïde, ou mieux de saisir la langue avec des pinces et de l'attirer hors de la bouche.

Prodromes des accidents.

Certains signes permettent de prévoir les accidents graves de l'anesthésie.

Lorsque la respiration est lente, superficielle, à peine perceptible, une syncope respiratoire de forme adynamique est imminente, il suffit alors d'écarter l'inhalateur, d'exhorter le malade à respirer s'il est encore capable d'entendre, et de stimuler le diaphragme, en pinçant légèrement le creux épigastrique si l'anesthésie est avancée.

La syncope respiratoire de forme convulsive est plus redoutable que la précédente, elle est annoncée par une respiration saccadée, laborieuse, parfois sanglotante et par des troubles vasculaires que nous avons indiqués précédemment comme signes précurseurs des accidents:

A l'une quelconque des périodes de l'anesthésie, mais surtout pendant la période qui précède le sommeil confirmé, on voit, chez les sujets menacés d'accidents graves, apparaître dans les régions géniennes, paroti-

diennes, cervicales latérales, cléido-mammaires et abdo-
minale, un pointillé rouge vif des téguments, qui donne
l'idée d'un exanthème. Il semble que le sommet de
chaque papille soit fortement congestionné. Bientôt les
points s'élargissent, se transforment en macules qui
s'étalent et arrivent à se confondre par leurs bords en
dessinant les réseaux capillaires de la peau. A ce
moment, la coloration des tissus injectés est rouge,
érythémateuse ; si l'on n'intervient pas, on voit la
teinte se modifier, devenir lie-de-vin, puis violette. Au
milieu de cette teinte générale, on distingue nettement
des marbrures plus foncées.

Chez des sujets hémophiliques nous avons vu ces
troubles aller jusqu'à la production d'ecchymoses
punctiformes persistantes.

Si, dès le début des phénomènes congestifs, on arrête
les inhalations pour faire respirer au malade de l'air
pur, on voit les taches persister pendant un certain
temps, puis subir une décoloration progressive, s'atté-
nuer et disparaître, sauf dans le cas d'ecchymoses.

Chez une malade profondément débilitée, la congestion persista avec une teinte violette très claire jusqu'à
la fin de l'opération qui dura une heure. Les troubles
vasculaires s'étaient déclarés dès le début de l'anesthésie, et nous avions dû faire la respiration artificielle
à plusieurs reprises.

Sur un malade que nous eûmes occasion de voir
mourir, à l'hôpital, la congestion s'étendit, pendant
l'heure qui suivit la mort, à tout le tégument de
l'extrémité céphalique ; les marbrures étaient devenues
absolument noires. Il semble donc que les troubles
vasculaires dont nous parlons, soient de nature asphyxique. Leur apparition paraît précéder le ralentissement
des mouvements respiratoires ; mais il est probable

qu'elle coïncide avec ce ralentissement, celui-ci n'étant pas encore appréciable pour l'observateur, lorsque la congestion périphérique apparaît.

Dans la plupart des cas, les congestions périphériques ne se reproduisent pas au cours de l'anesthésie, lorsque les inhalations sont dirigées avec précaution; mais, chez certains malades, elles se répètent à plusieurs reprises malgré toute l'attention de l'anesthésiste et réclament une intervention active.

Le nombre de sujets qui nous est passé sous les yeux, n'est pas encore assez considérable pour que nous puissions formuler des conclusions définitives et affirmer que les accidents graves de l'anesthésie sont toujours précédés de congestions périphériques ; mais, ce que nous pouvons dire, c'est que ces phénomènes se sont accusés chez ceux de nos malades qui étaient menacés ou frappés d'accidents.

L'âge, le sexe, la constitution ne nous semblent pas avoir d'influence sur la production de ces troubles vasculaires. Nous les avons constatés chez des gens cachectiques ou débilités par des hémorrhagies, de longues souffrances, des suppurations prolongées, etc. ; mais ils se sont manifestés de même chez des sujets vigoureux dont quelques-uns étaient alcooliques.

L'indication qui ressort de ces données est précise : il sera bon de maintenir à découvert le sommet de la poitrine et le cou, et dès que le pointillé rouge papillaire se produira, il faudra suspendre sur-le-champ les inhalations, laisser l'air pur arriver librement et exhorter le malade à respirer.

Moyens de combattre les accidents graves. — Dès que la respiration se suspend, que le cœur cesse de battre, il faut rapidement mettre en jeu tous les moyens capables de réveiller les fonctions.

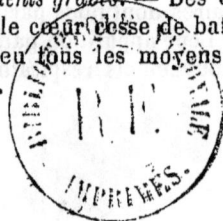

Ecarter l'inhalateur s'il ne l'est déjà ; mettre le malade la tête en bas, flageller le visage soit avec la main, soit avec une compresse imbibée d'eau froide ; attirer la langue au dehors avec une pince ; débarrasser le larynx des mucosités qu'il contient à l'aide d'une éponge montée ; faire la respiration artificielle et si cela est nécessaire, pratiquer la faradisation des nerfs phréniques et l'insufflation trachéale.

La respiration artificielle s'obtient en provoquant des mouvements rythmiques du thorax.

Un procédé fréquemment employé consiste à comprimer l'abdomen et la base du thorax de façon à chasser l'air contenu dans les poumons, puis à cesser la pression de façon à ce que l'air extérieur puisse remplir les vésicules pulmonaires.

Marschall Hall a donné son nom à un procédé qui consiste à placer alternativement le malade dans le décubitus abdominal et dans le décubitus dorsal.

Le decubitus abdominal produit l'expiration, le decubitus dorsal l'inspiration.

Dans le procédé Sylvester, le sujet étant couché sur le dos, on attire les bras en haut sur les côtés de la tête, en soulevant fortement les épaules de façon à dilater la cage thoracique, puis on les ramène sur les côtés de la poitrine de façon à la comprimer. Le procédé de Pacini a beaucoup d'analogie avec le précédent.

L'insufflation trachéale est la seule efficace. On introduit un tube dans le larynx et l'on insuffle de l'air dans les poumons à l'aide d'un soufflet.

Les procédés d'insufflation bouche à bouche ou d'insufflation par les fosses nasales, sont plus nuisibles qu'utiles, car ils introduisent de l'air dans l'estomac, le gonflent et s'opposent à l'expansion de la cage thoracique.

La faradisation des nerfs phréniques a pour but de provoquer la contraction du diaphragme et d'obtenir par conséquent la respiration artificielle.

On doit continuer longtemps ces manœuvres sans se décourager, malheureusement elles restent parfois sans résultat.

Méthodes anesthésiques. — Le cadre de cet ouvrage ne nous permet pas de passer en revue tous les agents anesthésiques et tous les modes d'anesthésie qui ont été proposés.

Nous indiquerons rapidement les particularités les plus intéressantes, concernant l'emploi du protoxyde d'azote, de l'éther et du chloroforme. De ces trois agents le protoxyde d'azote est le moins dangereux et mériterait à ce titre la préférence. Malheureusement on n'a pu jusqu'à ce jour trouver le moyen de le rendre applicable à tous les cas d'une façon pratique.

Le chloroforme et l'éther ont chacun leurs partisans et leurs détracteurs, tous deux ont fait et font encore des victimes, on ne saurait donc s'appuyer sur leur inocuité pour préconiser l'un ou l'autre.

En somme le chloroforme est d'un maniement plus commode et il n'est pas prouvé qu'il soit le plus dangereux.

Protoxyde d'azote. — On peut employer : 1° Le protoxyde d'azote pur. 2° Un mélange de protoxyde d'azote et d'air comprimé. (Méthode de M. P. Bert.)

3° Le protoxyde d'azote pur, puis un mélange titré de protoxyde d'azote et d'air à la pression normale. (Procédé de M. P. Bert et de l'auteur).

1° *Protoxyde d'azote pur.*

Le protoxyde d'azote, employé d'abord par le dentiste Horace Wells, est resté l'anesthésique par excellence de. la chirurgie dentaire; les médecins se sont désintéressés de son étude et de son emploi, parce que pur il ne peut donner qu'une anesthésie de courte durée. Pourtant, ses précieuses qualités le recommandent dans toutes les opérations rapides ; il conviendrait dans nombre de cas de chirurgie générale, comme il convient pour l'extraction des dents.

Qu'il nous suffise de signaler : un certain nombre d'opérations qui se pratiquent sur les yeux et sur les oreilles, les ponctions ou incisions exploratrices et évacuatrices, le drainage des kystes ou des abcès, le débridement des fistules, l'amygdalotomie, l'uréthrotomie interne, les explorations douloureuses, la réduction de certaines luxations et même l'amputation des doigts ou des orteils, etc., etc.

Nous l'avons, pour notre part, utilisé avec grand profit. dans plusieurs de ces circonstances et nous ne saurions trop en conseiller l'usage.

Bien que l'on ait beaucoup écrit sur le protoxyde d'azote, ce gaz n'est pas connu comme il mériterait de l'être. Tous les auteurs ont vanté sa bénignité, tous l'ont proclamé inoffensif, tous ont, par conséquent, encouragé les anesthésistes de rencontre.

Certes, il est moins dangereux que les autres agents anesthésiques, mais *il n'est pas absolument inoffensif* et il est regrettable qu'on l'emploie à tort et à travers avec aussi peu de méthode que possible.

Nos observations personnelles nous ont appris que, pour éviter tout accident, il ne faut pas se départir dans son admistration des précautions et des règles qui sont

applicables à la conduite de l'anesthésie chloroformique
ou éthérique.

Nous nous proposons ici de passer en revue ses
avantages, de signaler ses dangers et d'indiquer une
méthode qui permet précisément de se mettre à l'abri
de tout accident, lorsqu'on l'emploie pur.

Ses avantages sont aujourd'hui connus de tous : rapidité
de l'anesthésie, suppression presque absolue de la
période d'agitation, absence presque assurée de nausées
et de vomissements, retour rapide à l'état normal sans
qu'il persiste le moindre malaise.

Il n'est pas désagréable à respirer, et sa saveur, légèrement sucrée, n'impressionne pas défavorablement le
patient.

On n'a pas besoin de tenir un compte aussi rigoureux
de l'état de réplétion de l'estomac et de la position horizontale à donner au malade. On peut l'administrer
successivement plusieurs fois dans la même séance, etc.

La rapidité et la puissance de son action sur le système
nerveux sont extrêmement remarquables, et ceux qui
se sont inscrits en faux contre son pouvoir anesthésique,
attribuant à l'asphyxie les phénomènes d'insensibilité
qu'il provoque, l'ont étudié bien superficiellement ou
dans des conditions bien défavorables.

Une étude un peu suivie de ses propriétés physiologiques démontre que c'est, en réalité, un anesthésique
des plus fidèles.

Il produit l'insensibilité et la résolution musculaire,
dans un temps qui varie entre 30 et 120 secondes, les
cas dans lesquels il faut prolonger les inhalations au
delà de 200 secondes sont tout à fait exceptionnels. Son
action est, toutes choses égales d'ailleurs, plus prompte
et plus profonde sur les sujets sobres, faibles, débilités,

anémiques; plus lente et plus légère sur les hommes robustes, les alcooliques et les morphiomanes.

Les sensations que l'on éprouve en le respirant sont peu pénibles : un léger vertige, des fourmillements dans les membres, des bourdonnements d'oreilles et, au moment où l'anesthésie commence, une sensation peu intense de dyspnée.

Rarement la période d'excitation est appréciable ; parfois, on observe quelques plaintes et quelques secousses convulsives partielles. Nous avons noté exceptionnellement chez des hystériques un mouvement rythmique du bassin.

Le sommeil anesthésique offre une durée qui varie entre quarante et cent vingt secondes, suivant les sujets, il est profond et permet d'entreprendre les manœuvres les plus douloureuses sans que le malade en ait conscience. Ce sommeil s'accompagne fréquemment de rêves en rapport avec l'état d'esprit du sujet; gais et riants s'il est libre d'appréhensions; alarmants et mêmes terribles si, au contraire, l'idée de l'anesthésie et de l'opération a terrorisé le patient.

Le réveil est d'ordinaire des plus calmes; mais l'agitation du rêve peut se prolonger et donner lieu, suivant les cas, à une explosion de rires ou de larmes (le protoxyde d'azote n'est pas toujours le gaz hilarant pour ceux qu'on opère) et quelquefois à une véritable crise nerveuse avec délire, cris, pleurs et convulsions tantôt toniques, plus souvent cloniques.

Les tempéraments nerveux, les hystériques sont naturellement plus impressionnés que les autres.

Ces phénomènes nerveux, si effrayants qu'ils puissent paraître, sont toujours de courte durée.

Après le retour complet à la sensibilité et à la raison persiste un certain état d'ébriété, des fourmillements dans les membres, puis, au bout de une à deux minutes, l'état physiologique est totalement récupéré; le patient peut retourner à ses occupations habituelles et même prendre son repas sans qu'il reste trace de l'anesthésie.

Tous les jours, il nous arrive de donner le gaz deux et trois fois à la même personne sans qu'elle quitte le fauteuil d'opération. Nous l'avons donné jusqu'à six fois consécutives à une jeune fille robuste de dix-huit ans, chez M. Butlin. Jamais il n'en est résulté le moindre inconvénient, sauf dans un cas que nous relatons plus loin. Nous expliquerons que l'accident qui nous est arrivé tenait à une conduite défectueuse de l'anesthésie.

Nous avons administré le protoxyde d'azote aux différentes périodes des six premiers mois de la grossesse, pendant la menstruation, pendant la lactation sans qu'il soit survenu le moindre trouble immédiat ou consécutif.

Si l'on songe au nombre incalculable de malades soumis à l'action de ce gaz, à l'inhabileté et à l'incompétence d'un grand nombre d'anesthésistes et que l'on envisage, d'autre part, le peu d'accidents signalés, on est porté à voir dans le protoxyde d'azote un anesthésique dépourvu de tout danger.

C'est une erreur. Nous le répétons : le protoxyde d'azote est moins dangereux que le chloroforme et l'éther, il n'est pas inoffensif. Les accidents immédiats et mortels sont exceptionnels; on cache avec soin les accidents graves qui ont pu se produire au cours de l'anesthésie; on ignore les accidents consécutifs. Mais tout cela n'empêche pas le danger d'exister, et il importe d'autant plus de signaler ces faits, que les accidents sont dus à l'ignorance, à l'imprévoyance ou à l'imprudence de l'anesthésiste et que le danger peut être évité en observant certaines précautions et certaines règles.

Depuis plus de trois ans que nous faisons quotidiennement usage du protoxyde d'azote, nous avons pu tirer soit des faits de notre pratique, soit des révélations qui nous ont été faites par des malades antérieurement soumis à des anesthésies imprudentes, soit des indications que nous ont fournies nos confrères, des renseignements dont il faut tenir compte.

Nous n'avons jamais observé de cas de *mort subite* au cours de l'anesthésie proto-azotée, mais nous avons appris par les recueils scientifiques et les publications périodiques qu'il en existe des faits indéniables. Nous éliminons, bien entendu, les cas dans lesquels la mort pouvait être attribuée à une autre cause que l'anesthésie (déglutition d'un écarteur des mâchoires par exemple).

Nous sommes d'autant plus porté à admettre l'authenticité de ces faits, qu'il s'est produit, entre nos mains, un accident qui aurait pu devenir fatal, sans une intervention rapide et méthodique. Le cas est assez intéressant pour que nous le rapportions succinctement.

C'était tout à fait au début de notre pratique, et bien que nous eussions une grande habitude du chloroforme et de l'éther, nous n'avions fait que quelques anesthésies au protoxyde d'azote. Ne connaissant pas encore un procédé infaillible pour reconnaître le début précis de l'anesthésie confirmée, nous n'employions ce gaz qu'avec beaucoup de prudence et une certaine appréhension. Un jour nous fûmes appelé auprès d'une malade à laquelle nous avions administré déjà, avec succès et à plusieurs reprises, le gaz hilarant. Il s'agissait d'une femme de vingt-huit ans, petite, faible, émaciée, anémique, d'un nervosisme extrême et qui avait subi, un mois auparavant (nous ne l'apprîmes que plus tard), une opération sur le rectum. Le dentiste devait extraire une racine exostosée et complètement enfoncée dans

le tissu gingival. Nous fîmes inhaler, une première fois,
le gaz pendant 110 secondes et après nous être assuré
que la sensibilité était complètement abolie, nous
priâmes l'opérateur de procéder à l'extraction. Malgré
son habileté et la promptitude de ses manœuvres, la
malade se réveilla avant que la racine fût seulement
luxée. En apprenant cet insuccès, la patiente nous pria
de l'anesthésier une seconde fois, et cela avec tant
d'insistance, que, malgré notre hésitation, nous nous
décidâmes à lui présenter de nouveau l'inhalateur,
trois minutes environ après son réveil. Cette seconde
anesthésie marcha d'abord très régulièrement. Pendant
80 secondes les mouvements respiratoires s'exécutèrent
normalement; à ce moment, ayant constaté que l'insensibilité était complète, nous enlevâmes le masque. Mais
pendant que l'opérateur se disposait à appliquer son
instrument, nous vîmes la malade pâlir, en même temps
que les paupières devenaient bleuâtres, les lèvres violettes
et les ongles noirs; la respiration s'était suspendue,
le cœur avait cessé de battre. En présence de cette
syncope respiratoire, nous étendîmes rapidement la
malade dans le décubitus dorsal, la tête plus basse que
le tronc, et pendant que nous ordonnions au dentiste de
chercher à provoquer des mouvements réflexes du
pharynx, nous pratiquâmes énergiquement la respiration artificielle. Ce fut seulement au bout de deux
minutes que nous entendîmes une première inspiration.
Nous pûmes replacer la malade sur le fauteuil et
réparer le désordre de ses vêtements, avant qu'elle se
fût rendu compte de ce qui venait de se passer, et
nous eûmes ultérieurement le bonheur d'apprendre
qu'il n'était survenu aucune complication.

Nous avons eu tort, dans ce cas, de céder aux
sollicitations de la malade et de lui administrer une

seconde fois le gaz. Son état de faiblesse et de nervosisme n'autorisait point deux anesthésies consécutives.
D'autre part nous avions, faute d'une méthode rationnelle, continué les inhalations au delà de la période
d'anesthésie confirmée.

La pâleur du visage, la teinte bleuâtre des paupières,
la coloration violette des lèvres et la couleur noire des
ongles sont des signes d'asphyxie imminente. Pousser
les inhalations jusqu'à ce que ces phénomènes se
produisent, c'est évidemment dépasser les limites de
la prudence et pourtant certains opérateurs vont toujours jusque-là.

C'est lorsqu'ils voient leur malade *virer de couleur*,
pour rappeler l'expression imagée employée par le
professeur P. Bert, dans une leçon qu'il fit en février
1880 à l'hôpital Saint-Louis, c'est, disons-nous, lorsqu'ils
voient leur malade *virer*, qu'ils font cesser les inhalations. C'est là leur moyen de reconnaître que l'anesthésie est complète.

Nous voulons bien croire que ces praticiens sont
assez subtils pour ne jamais dépasser la mesure, et
éviter tout accident immédiat, ce qui pourtant reste
à démontrer.

Mais de toute façon, ce qu'ils n'évitent pas, en
suivant ce procédé, ce sont les accidents consécutifs.

Nous ne pouvons ici appuyer par des noms les faits
que nous signalons et chacun comprendra notre réserve.

Mais bien des malades nous ont affirmé, qu'on les
avait tirés de l'anesthésie par des soufflets ou des coups
de poings dans le dos. Ils étaient noirs au réveil, et
comprenaient à l'effarement de l'opérateur qu'ils venaient
de courir un grand danger.

Combien d'autres ont dû être reportés chez eux

en voiture, à la suite de ces anesthésies aventureuses, et rester au lit pendant plusieurs jours.

La visite que leur faisait alors l'anesthésiste indiquait largement sa responsabilité.

Combien de médecins ont été appelés à soigner des *lypothymies prolongées* et des attaques d'*asystolie* qui ne reconnaissaient pas d'autres causes. Que de cœurs forcés, que d'existences compromises ! Nous n'avançons ces faits que preuves en main et dans le seul but de montrer les dangers du protoxyde d'azote.

Ces divers accidents sont du domaine de *l'asphyxie ;* ils peuvent être évités car ils sont dus soit à l'impureté du gaz employé, soit à un mode vicieux d'administration, soit à l'état morbide du patient et la responsabilité, dans tous les cas, retombe sur l'anesthésiste.

C'est à lui de savoir et de prévoir.

Le grand défaut du protoxyde d'azote est qu'on ne peut l'administrer que pur, contrairement au chloroforme, à l'éther et aux autres agents anesthésiques. A la pression 76, on ne peut le faire inhaler en même temps que l'air ou l'oxygène, parce que mélangé à l'air ou à l'oxygène il perd en partie ses propriétés anesthésiques. Or, l'homme ne peut vivre sans oxygène, la privation de ce gaz engendre l'asphyxie. Il en résulte que si l'on fait respirer le protoxyde d'azote au delà d'une certaine limite, on provoque infailliblement l'asphyxie. A plus forte raison expose-t-on le malade si l'on emploie du gaz impur, que l'impureté tienne à la présence de produits chimiques engendrés au cours de la préparation ou à la présence de gaz irrespirables, tels que l'acide carbonique et la vapeur d'eau.

Mais tout cela est de peu d'importance, à côté des dangers qui peuvent résulter de l'état morbide du sujet. En admettant qu'un homme robuste, doué de poumons puissants et d'un cœur sain, puisse résister à un certain degré d'asphyxie, on ne peut pousser la confiance que l'on a dans la bénignité du protoxyde d'azote, jusqu'à admettre que les gens débiles, les phtisiques, les emphysémateux, les cardiaques, tous ceux qui ont une insuffisance, respiratoire ou circulatoire, supporteront vaillamment l'épreuve.

Il est donc nécesairede prendre certaines précautions et d'observer certaines règles dans la conduite de l'anesthésie proto-azotée. Ce sont ces règles, cette méthode que nous allons étudier.

Précautions à prendre. — Méthode anesthésique.

L'anesthésiste soucieux de la santé et de la vie des patients qui viennent se confier à lui ne doit employer pour l'anesthésie que du protoxyde d'azote préparé avec la plus grande perfection, du protoxyde chimiquement pur. Nous condamnons d'une façon absolue la méthode qui consiste à faire inspirer et expirer dans le même ballon, sans purificateur, et à administrer au patient non plus du protoxyde d'azote, mais de l'acide carbonique, de la vapeur d'eau et du protoxyde d'azote.

L'anesthésiste devra examiner avec soin le sujet qui réclame l'anesthésie et reconnaître l'état du cœur, des poumons et du système nerveux. S'il constate l'existence de désordres d'une certaine importance, il refusera l'anesthésie.

Mais, nous dira-t-on, refuser l'anesthésie, c'est révéler brusquement au malade l'existence d'une maladie qu'il pouvait ignorer ! En avez-vous le droit ? Nous répondrons à cette objection : il est toujours facile de s'abstenir sans que le malade intervienne dans votre conduite.

Nous avons plusieurs fois refusé d'administrer le gaz, et voici comme nous procédions en pareil cas :

L'opérateur étant prévenu de notre manœuvre, nous faisions faire quelques inhalations afin d'obtenir un certain degré d'engourdissement et sans aller jusqu'à l'anesthésie complète, puis, sur un signe, l'opérateur procédait à l'extraction. Le malade se plaignait d'avoir souffert, mais la consolation d'être débarrassé de sa dent dissipait vite cette impression. Nous ne redoutions pas de prendre sur nous la responsabilité de l'insuccès, disant que nous n'avions pas poussé l'anesthésie assez loin afin de ne pas fatiguer le patient.

Une autre précaution qu'il importe de prendre est de s'assurer qu'aucun lien n'étreint le malade ; nous faisons toujours desserrer les vêtements à la taille et au cou ; s'il s'agit d'une femme, nous faisons dégrafer le corset. Ces mesures sont indispensables pour assurer la liberté des mouvements respiratoires ; d'autre part, elles permettraient d'intervenir plus rapidement au cas où il faudrait pratiquer la respiration artificielle.

Comment maintenant l'anesthésiste ne dépassera-t-il pas les limites de l'anesthésie ? Comment évitera-t-il de mettre son malade en danger d'asphyxie ? Cela dépend de la méthode qu'il observe pour suivre la marche de l'anesthésie.

Nous avons dit que certains praticiens continuent les inhalations jusqu'au moment où ils voient le malade *virer de couleur.* Il est inutile de revenir sur les dangers de cette pratique.

Il serait tout aussi peu rationnel de se guider sur le temps et sur la quantité de gaz employé ; de croire, par exemple, en se basant sur la moyenne des cas, qu'en faisant respirer le gaz pendant une minute et demie l'anesthésie sera obtenue méthodiquement.

Les divers malades n'inhalent pas des quantités égales de gaz dans des temps égaux ; le même patient respire lui-même plus ou moins vite et plus ou moins profondément à des moments donnés.

S'il faut une moyenne de 35 litres de gaz à la pression 76, cette quantité peut être tout à fait insuffisante chez l'un et produire chez l'autre l'asphyxie.

D'autre part, le temps nécessaire pour obtenir l'anesthésie varie entre 30 et 200 secondes.

Un écart aussi considérable ne permet pas de se baser sur une moyenne.

D'autres praticiens interrogent à tout moment la sensibilité générale. Ils pincent ou piquent le patient, à la main ou à la tempe, jusqu'à ce qu'ils ne provoquent plus de mouvements de défense. C'est encore une pratique infidèle et mauvaise.

Mauvaise, parce que les malades s'accommodent peu de ces petites douleurs répétées dont le motif leur échappe.

Infidèle, parce que, dans certains cas, le malade ne perçoit plus une piqûre ou un pincement, et qu'il n'est pas encore assez profondément anesthésié pour supporter, sans en avoir conscience, l'extraction d'une dent ou la section des tissus, et que, dans d'autres cas, on s'expose à dépasser la limite d'anesthésie confirmée.

Voici la méthode à laquelle nous nous sommes arrêté, après avoir reconnu l'inefficacité ou le danger de toutes les autres.

Le principe nous en a été indiqué par M. Jacowski, qui l'avait vu employer en Angleterre. Nous avons complété cette méthode et la considérons aujourd'hui comme infaillible.

Elle consiste à faire accomplir au malade, pendant les inhalations et sur un signal convenu, un mouvement de l'avant-bras.

Avant de commencer les inhalations, nous conve-
nons avec le patient que nous allons compter à haute
voix : cinq, dix, quinze, vingt, etc., et que chaque fois
qu'il entendra le nom d'un chiffre, il lèvera et abais-
sera l'avant-bras pour nous avertir qu'il est éveillé.

Plaçons ici quelques remarques. Cette pratique oc-
cupe la pensée du malade, la détourne de l'idée de
l'opération, diminue ses appréhensions, le place par
conséquent dans un état de calme relatif favorable à
l'anesthésie et fait enfin que la respiration est plus régulière.

Nous avons constaté que dans nombre de cas le malade, n'ayant pas bien saisi le sens de la convention,
ne répond pas régulièrement au signal et *bat la mesure*,
c'est-à-dire qu'il fait le mouvement de l'avant-bras à
des intervalles qui lui paraissent réguliers et avant que
l'on ait prononcé le chiffre conventionnel.

Lorsque les choses marchent de cette façon, le béné-
fice que l'on espérait tirer de cette manœuvre est souvent perdu. En effet, le malade continue à battre auto-
matiquement la mesure même pendant la période d'a-
nesthésie confirmée.

Il est donc nécessaire de bien spécifier les conven-
tions, et dans ce but, nous faisons toujours répéter
l'exercice avant de commencer les inhalations. Nous
disons à satiété au malade ; il est bien entendu que
vous ferez le mouvement seulement lorsque vous en-
tendrez le nom d'un chiffre ; votre avant-bras ne doit
pas bouger si je ne parle pas.

En prenant ces précautions, l'on est assuré d'un
bon résultat. Il y a là, en somme, à faire une sorte d'é-
ducation du système nerveux. A quels intervalles l'anesthésiste doit-il compter ?

L'on peut, montre en main, appeler le nom d'un

chiffre toutes les 5 secondes, mais l'habitude est ici le meilleur chronomètre. Si le sujet est robuste et que nous prévoyions que l'anesthésie sera longue à obtenir, nous espaçons nos appels de 8 en 10 secondes. Quand, au contraire, nous avons affaire à un enfant, à une femme, à un patient débilité, chez qui l'anesthésie marche rapidement, nous comptons toutes les 3 et même toutes les 2 secondes.

En toute occurrence, nous rapprochons les appels à mesure que l'anesthésie avance.

Ceci dit, entrons dans quelques détails. Au début des inhalations, les mouvements du malade sont énergiques, mesurés, coordonnés ; la main retombe sur le genou avec assurance. Bientôt, à un moment qui répond à la période d'excitation, ces mouvements sont exagérés, violents ; à peine avons-nous prononcé le chiffre que la main se lève pour retomber brusquement dans le vide ou sur le bras du fauteuil. Puis le malade ne répond plus qu'imparfaitement à l'appel ; on remarque un retard dans la perception. L'avant-bras ne se déplace qu'un certain temps après que le chiffre a été prononcé : il se lève plus lentement et moins haut ; il retombe inerte, et cette paresse, cette inertie, s'accentuent jusqu'au moment où l'appel de l'anesthésiste reste sans réponse.

La perception est abolie ; la résolution musculaire survient presque simultanément, la sensibilité générale est éteinte ; la période d'anesthésie confirmée est imminente. Elle n'est pas encore assez avancée toutefois pour que l'on puisse commencer l'opération. Si l'on tentait à ce moment de pratiquer une incision ou l'avulsion d'une dent, le patient se réveillerait en criant.

Cet ennui nous est arrivé à plusieurs reprises dans les premiers temps où nous avons eu recours à ce procédé. C'est qu'en effet, telle quelle la méthode est incomplète. La cessation des mouvements volontaires du malade annonce bien le début de la période d'anesthésie confirmée, mais elle n'indique pas le moment précis du *sommeil chirurgical*.

Il faut encore poursuivre les inhalations pendant plusieurs secondes.

Mais quel phénomène va désormais nous servir de guide, quel signe nous indiquera mathématiquement le moment auquel il faut cesser les inhalations et commencer l'opération? Ce signe, c'est le *réflexe palpébral*. Dès que le malade cesse de répondre à notre appel, nous écartons les paupières et nous touchons légèrement la conjonctive; si le clignotement se produit, nous continuons les inhalations. Au contraire, dès que nous pouvons toucher la conjonctive sans provoquer de mouvements de paupières, nous écartons l'inhalateur. Il est temps de procéder à l'opération.

En résumé, les modifications qui surviennent dans les mouvements de l'avant-bras indiquent nettement la marche de l'anesthésie. La cessation de ces mouvements annonce le début de la période d'anesthésie confirmée, mais il s'écoule encore quelques secondes avant que le *sommeil chirurgical* soit obtenu.

Tant que le réflexe palpébral persiste, il faut continuer les inhalations. Dès qu'il est aboli, il faut écarter l'inhalateur et commencer l'opération.

En suivant cette pratique, l'on est assuré d'intervenir mathématiquement au moment opportun, et l'on n'a pas à craindre les dangers de l'asphyxie.

Jamais on n'observe la *teinte cyanique* des paupières, des lèvres et des ongles.

A peine rencontre-t-on par hasard, chez quelque

sujet moins apte à l'anesthésie, une légère décoloration du visage.

Emploi de purificateurs économiques. — Le protoxyde d'azote bien préparé, pur, liquéfié est coûteux, de sorte que le bienfait de l'anesthésie, par cet agent, reste le privilège des malades fortunés.

C'est dans le but louable de vulgariser l'emploi du protoxyde d'azote, dans la pratique, que les appareils dont nous allons parler ont été imaginés.

Habituellement les inhalateurs sont construits, simplement, avec deux soupapes : l'une d'inspiration, l'autre d'expiration. Le malade inspire directement dans le récipient du gaz et expire directement dans l'air.

Or si dans les conditions physiologiques de la respiration, nous inspirons de l'oxygène, pour expirer de l'acide carbonique et de la vapeur d'eau, il n'en est plus de même pendant l'anesthésie. Les phénomènes chimiques de la respiration se trouvent profondément modifiés.

Avec le protoxyde d'azote, en particulier, voici ce que l'on observe : après les premières inhalations, l'expiration rejette bien encore de l'acide carbonique et de la vapeur d'eau, mais ces substances se chargent bientôt d'une certaine quantité de protoxyde d'azote. A mesure que les inhalations se poursuivent les produits de l'inhalation deviennent plus riches en protoxyde d'azote.

Il en résulte donc qu'avec les embouchures à deux soupapes, après quelques inhalations, le malade expire du protoxyde d'azote. Ce gaz s'échappe dans l'air, il est perdu sans profit. Perte sèche d'un produit coûteux.

On a depuis longtemps songé à éviter cette déperdition, à utiliser le gaz inspiré une première fois en excès, et rejeté au dehors pendant l'expiration.

Les premiers expérimentateurs n'ont pas cherché longtemps la solution du problème.

Ils recueillent une certaine quantité de protoxyde dans un sac de caoutchouc auquel s'adapte, par l'intermédiaire d'un tuyau, un inhalateur sans soupape.

Le patient inspire et expire dans le sac, jusqu'à complète insensibilité.

De la sorte rien n'est perdu. Mais cette anesthésie a les plus grands rapports avec l'asphyxie. Aussi n'est-il pas étonnant d'observer avec cette méthode la teinte bleue, violette, noirâtre, asphyxique des lèvres et des extrémités, et plusieurs de nos confrères ne nous ont pas surpris en nous apprenant qu'ils avaient été appelés à donner leurs soins pour des lypothymies, des syncopes et même des attaques d'asystolies consécutives à ce mode d'anesthésie.

De fait le malade respire en pareil cas un mélange de protoxyde d'azote et d'acide carbonique.

Nous savons tous que le protoxyde d'azote n'est anesthésique qu'autant qu'il est pur ou presque pur. Un mélange de ce gaz avec l'air ou l'oxygène, en quantité un peu importante par exemple, est incapable de produire l'insensibilité.

Il n'est ni anesthésique, ni asphyxique.

Le mélange de protoxyde d'azote et d'acide carbonique est au contraire asphyxique, et les phénomènes d'insensibilité qu'on observe dans la pratique en question ne sont autres que ceux de l'anesthésie qui accompagne toujours l'asphyxie.

Cette manière de faire est éminemment dangereuse et pourtant certains anesthésistes, peu soucieux de la responsabilité qu'ils encourent, n'hésitent pas à présenter à un second patient, le sac qui vient de servir à une première anesthésie.

Des praticiens plus sérieux sont parvenus à utiliser le protoxyde d'azote expiré sans faire courir à leur malade le moindre danger.

Il suffit, en somme, de débarrasser les produits d'expiration, de l'acide carbonique qu'ils contiennent pour les purifier et leur restituer le pouvoir anesthésique.

Dans ce but on fait passer les produits d'expiration, à travers une solution de potasse caustique ou une bouillie de chaux, avant de les faire inspirer de nouveau au malade. Il se forme un carbonate de chaux ou de potasse et le protoxyde d'azote expiré ne contient plus qu'une faible quantité de vapeur d'eau.

Examinons deux appareils dont la construction est basée sur cette *purification chimique.*

Le Dr Telschow a présenté et offert à la Clinique anesthésique de l'Ecole dentaire libre de Paris, un gazomètre qui communique d'une part avec la bouteille de protoxyde d'azote liquide et d'autre part avec un inhalateur très ingénieux.

Grâce à un système de soupapes bien combiné, cet appareil réduit la consommation du gaz au tiers environ de la dépense habituelle. Il a été employé, à la Clinique de l'Ecole, jusqu'à ces derniers temps et nous a toujours donné de bons résultats.

Malgré les progrès qu'il réalise, l'inhalateur du Dr Telschow laisse quelques *desiderata.* Il est d'un prix élevé, il est lourd, peu transportable, son embouchure n'embrasse que la bouche. Nous croyons toutefois que de légères modifications en feraient un appareil parfait pour le cabinet de consultation.

M. Heymen-Billard nous a présenté un appareil qui joint à la simplicité de l'inhalateur sans soupapes, les avantages du purificateur du Dr Telschow. Nous avons, depuis cette époque, employé cet appareil, tant à la

Clinique de l'École dentaire que dans notre pratique de
la ville, nous en avons été satisfait. Il nous paraît appelé
à rendre de grands services en raison de sa simplicité,
de sa légèreté, de son peu de volume et de l'économie
considérable qu'il permet de réaliser. C'est à ces titres
divers que nous en donnerons la description.

Nous ne parlerons ni de la bouteille contenant le
protoxyde d'azote liquéfié ni du ballon de caoutchouc
et de ses conduits qui n'offrent pas de modifications.

Tout l'intérêt se concentre sur l'embouchure et le
purificateur dont la figure suivante donne une idée
exacte.

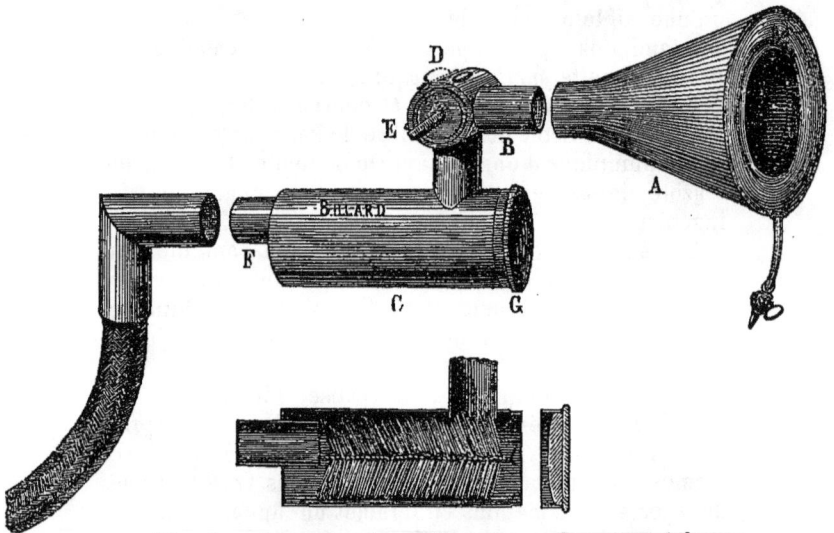

L'embouchure A est un cône tronqué en caoutchouc,
souple, malléable et compressible, en tous sens, de façon
à pouvoir s'appliquer hermétiquement sur le visage
du malade en embrassant, à la fois le nez et la bouche.

Ce cône tronqué est terminé par un manchon également en caoutchouc qui emboîte à frottement dur l'extrémité métallique B du purificateur. Celui-ci se compose d'un cylindre métallique creux C, dont la coupe est représentée au-dessous de la figure d'ensemble; il est destiné à recevoir, soit des fragments de pierre-ponce imbibés d'une solution concentrée de potasse caustique, soit un goupillon préalablement trempé dans un lait de chaux épaissi à consistance de bouillie. La base antérieure G du cylindre est un couvercle muni d'un pas de vis qui se monte ou se démonte à volonté et qui permet d'introduire la pierre-ponce ou le goupillon et de nettoyer la cavité du purificateur.

La base postérieure F, soudée au cylindre, présente un orifice circulaire, surmonté d'une portion de tube métallique destinée à s'emboîter avec le coude du tuyau d'arrivée du gaz. L'orifice de la face postérieure F est situé au-dessus de l'axe du cylindre et cette position excentrique a pour but de permettre aux liquides contenus dans le purificateur (potasse caustique ou lait de chaux) de se collecter à la partie inférieure du cylindre sans pouvoir pénétrer dans les tuyaux d'arrivée du gaz et de là dans le ballon.

La face supérieure du cylindre est enfin surmontée à l'union de son quart antérieur avec ses trois quarts postérieurs, d'un coude métallique qui sert à le réunir à l'embouchure, le coude est muni d'un robinet que l'on retrouve dans tous les appareils ordinaires et qui permet de mettre l'embouchure en communication soit avec le gaz (position D), soit avec l'air extérieur (position E).

Supposons l'appareil monté et disposé pour l'anesthésie, le ballon rempli de protoxyde d'azote pur, le purifi-

cateur chargé de potasse caustique ou de lait de chaux,
l'embouchure bien appliquée sur le visage du malade,
le robinet ouvert, c'est-à-dire, amené en D ; pendant
l'inspiration, le protoxyde d'azote passe du ballon dans
les poumons du malade ; pendant l'expiration, les produits expirés (acide carbonique, vapeur d'eau et protoxyde d'azote) sont rejetés vers le ballon, mais en
traversant le purificateur, l'acide carbonique et une
partie de la vapeur d'eau se fixent sur l'alcali minéral ;
le protoxyde d'azote et un peu de vapeur d'eau arrivent
seuls jusqu'au ballon.

Après la première expiration, le ballon contient donc :
le protoxyde d'azote pur resté après la première inspiration, l'excès de protoxyde d'azote expiré et une quantité de vapeur d'eau insignifiante.

C'est donc encore du protoxyde d'azote pur que le
malade inhale, pendant les inspirations suivantes. On
le voit, la théorie démontre *à priori*, que la conception,
de cet appareil si simple, est rationnelle.

La pratique confirme de tous points ces données.

Le jour où l'appareil nous a été présenté, nous l'avons
expérimenté sur nous-même en présence de dix personnes : professeur, chef de Clinique, élèves de l'Ecole
et malades. Le purificateur était chargé du goupillon
imprégné du lait de chaux à consistance de bouillie, et
nous avons constaté que l'interposition du lait de chaux
sur le passage des gaz n'en modifie ni l'odeur, ni la
saveur.

Avec huit litres de gaz, et dans l'espace de quarante
secondes, nous sommes parvenu à nous anesthésier
profondément (résolution musculaire, insensibilité complète).

M. Viau souleva nos bras, qui retombèrent inertes, il
releva nos paupières et put toucher nos conjonctives,
sans provoquer le réflexe palpébral.

Ajoutons qu'au réveil, nous n'éprouvâmes pas plus de malaise qu'après l'anesthésie au protoxyde d'azote pur; anesthésie que nous avons subie maintes fois.

Encouragé par ce résultat, et assuré que le procédé était inoffensif, nous pratiquâmes, dans la même séance, l'anesthésie de trois malades auxquels on fit l'extraction de 2, 3 et 4 dents. L'opération réussit à merveille.

Depuis, tous les malades qui se sont présentés à l'Ecole dentaire, pour l'anesthésie, ainsi que plusieurs patients de notre clientèle privée, ont été soumis à cette méthode. Nous n'avons jamais eu d'insuccès, *quand toutes les précautions ont été bien prises.* Nous faisons cette réserve au sujet d'une cliente de M. Viau, que nous ne pûmes anesthésier complètement.

Il est facile de se rendre compte que cet échec doit être attribué non à l'usage du purificateur, mais à l'indocilité de la malade et à l'emploi d'un appareil défectueux. Nous avions affaire à une femme de 38 ans, d'un nervosisme exagéré, impressionnable à l'excès. Deux mois plus tôt, nous avions dû l'anesthésier avec le protoxyde d'azote pur, suivant la méthode ordinaire. Nous avions observé une période d'excitation extraordinaire, l'anesthésie n'avait été obtenue qu'au bout d'un temps fort long et avait été de courte durée, le réveil s'était accompagné d'une crise nerveuse très agitée. Lorsque cette malade nous appela pour la seconde fois, nous résolûmes de la soumettre à l'emploi du purificateur, dans la pensée que si nous parvenions à l'anesthésier, nous réaliserions une expérience tout à fait concluante.

Nous priâmes donc M. Heymen-Billard de venir avec son appareil ; or à ce moment, il apportait, sur nos indications, certaines modifications à l'embouchure. Il adapta au purificateur une embouchure provisoire dont les dimensions étaient trop petites pour le visage d'un adulte. Malgré ces inconvénients nous entreprîmes l'anesthésie. Comme la première fois, la malade eut une période d'agitation violente, elle rejetait le masque à tout moment, portait la tête à droite et à gauche de façon à se dérober aux inhalations. Au bout de deux cents secondes, voyant que nous n'obtenions pas de résultat complet et ne voulant pas fatiguer la patiente nous priâmes M. Viau d'exécuter l'opération.

La malade se rendit compte des diverses extractions qui furent faites, sans toutefois éprouver les mêmes souffrances que dans le cas où l'avulsion des dents est pratiquée sans anesthésie. Revenue de l'état de torpeur où l'avaient plongée nos manœuvres, elle nous expliqua que l'embouchure ne s'était pas appliquée herméti-quement au visage un seul instant et qu'elle avait continuellement inspiré de l'air en même temps que le protoxyde d'azote. Malgré ces explications, voulant savoir si l'inhalateur n'était pas pour quelque chose dans cet insuccès, nous nous soumîmes, séance tenante en présence de la malade, à l'anesthésie en employant le même appareil. Au bout de trente-cinq secondes nous étions dans un état d'insensibilité complète, avec résolution musculaire. M. Heymen-Billard nous pria ensuite de l'anesthésier à son tour, en trente secondes, le sommeil anesthésique était obtenu.

L'édification était complète.

Depuis nous avons fait usage du purificateur chez d'autres malades et nous avons toujours obtenu des résultats satisfaisants, soit que nous employons la chaux ou la potasse caustique.

Exposons pour conclure les résultats de nos expé-riences.

A. — D'une façon générale, la bouillie de chaux,

comme purificateur chimique, est préférable à la solution de potasse caustique et cela pour deux raisons :
d'une part, avec la chaux, l'anesthésie nous a paru plus prompte, plus profonde et de plus longue durée ; d'autre part, la consistance de bouillie empêche que le gaz se charge de vapeurs caustiques et produise l'irritation des voies respiratoires.

B. — Il nous a semblé qu'avec le purificateur la période d'anesthésie confirmée est retardée de quelques secondes et que le sommeil est un peu plus agité. Nous attribuons ces légers inconvénients à la présence de la vapeur d'eau de l'expiration qui n'est pas complètement absorbée par le purificateur. Plus la bouillie de chaux ou la solution de potasse caustique sont concentrées, plus la puissance hygrométrique de ces substances est élevée et plus aussi l'anesthésie est parfaite.

C. — Pour obtenir l'anesthésie proto-azotée avec l'appareil ordinaire de Barth, dépourvu de purificateur, il faut employer en moyenne 35 litres de gaz par patient.

En adaptant au même appareil le purificateur chimique de M. Heymen-Billard, il suffit de huit à dix litres du même produit. On peut donc, grâce à ce purificateur, réaliser une économie importante, puisque l'on fait quatre ou cinq anesthésies au lieu d'une.

D. — L'anesthésie obtenue par ce procédé, permet d'effectuer toutes les opérations chirurgicales de courte durée ; elle est inoffensive et ne ressemble en rien à l'asphyxie.

2° *Mélange de protoxyde d'azote et d'air sous pression.*
(Méthode de M. Paul Bert.)

Le 11 novembre 1878, M. P. Bert lut à l'Académie des sciences une note sur la possibilité d'obtenir, à l'aide du protoxyde d'azote, une insensibilité de longue durée et sur l'innocuité de cet anesthésique.

Parti de ce fait que le protoxyde d'azote n'est anesthésique que lorsqu'il est pur et que dans ces conditions l'anesthésie ne peut être prolongée sans danger d'asphyxie, M. P. Bert est arrivé à ce raisonnement : Sous la pression normale, il faut pour obtenir l'anesthésie que le gaz soit pur, c'est-à-dire à la proportion de 100 pour 100. Mais si nous supposons le malade placé dans un appareil où la pression soit poussée à deux atmosphères, on pourra le soumettre à la tension voulue en lui faisant respirer un mélange de 50 pour 100 de protoxyde d'azote et de 50 pour 100 d'air ; on devra donc obtenir de la sorte l'anesthésie, tout en maintenant dans le sang la quantité normale d'oxygène et par suite en conservant les conditions normales de la respiration. L'expérience confirma pleinement ces données, d'abord sur les animaux, puis sur les hommes (M. Labbé, et surtout M. Péan, 1879).

Les opérations se pratiquent dans une chambre en tôle parfaitement étanche, dans laquelle sous une augmentation de pression d'un cinquième d'atmosphère, on fait respirer au patient un mélange de cinq sixièmes de protoxyde d'azote et d'un sixième d'oxygène, mélange dans lequel on voit que la tension du protoxyde d'azote est précisément égale à une atmosphère. Dans ces conditions on obtient une anesthésie qui offre tous les avantages bien connus de l'anesthésie proto-azotée, et qui en outre peut être prolongée pendant un temps quelconque sans aucun danger. Le réveil est aussi rapide et aussi agréable qu'à la suite des anesthésies au protoxyde d'azote pur. En un mot la méthode de M. P. Bert, au point de vue strict des résultats, réalise l'idéal de l'anesthésie rapide, calme et inoffensive, si prolongée qu'elle soit. Malheureusement les difficultés tenant à l'appareil instrumental nécessaire pour l'application de cette méthode, l'empêcheront toujours de se généraliser.

3° Anesthésie prolongée obtenue avec le protoxyde d'azote à la pression normale

(Procédé de M. P. Bert et procédé de l'auteur.)

Le 12 mai 1883, M. Paul Bert démontrait à la Société de Biologie que l'on peut obtenir l'anesthésie prolongée à la pression normale, en administrant d'abord du protoxyde d'azote pur, puis un mélange de protoxyde d'azote et d'oxygène dans des proportions voisines de celles où se trouvent dans l'air l'azote et l'oxygène, en redonnant du protoxyde pur dès que le réveil est imminent, etc. Il put, de cette façon, maintenir un chien profondément anesthésié pendant 35 minutes.

Nous avons été conduit nous-même à chercher à résoudre d'une façon pratique le problème de l'anesthésie prolongée au protoxyde d'azote à la pression normale. Dans ce but, nous avons fait, sur les animaux pendant les mois de janvier, février et Mars 1884, au laboratoire de physiologie de l'Ecole dentaire de Paris, une série d'expériences qui nous ont donné les résultats suivants :

1° Il existe des mélanges de protoxyde d'azote et d'oxygène anesthésiques d'emblée à la pression normale, mais ces mélanges sont dangereux, on ne peut les faire inhaler à des chiens plus de 20 à 30 minutes sans les exposer à la mort.

2° En anesthésiant d'abord l'animal avec le protoxyde d'azote pur et en lui administrant ensuite un mélange de protoxyde d'azote et d'oxygène on peut prolonger l'anesthésie sans danger.

3° La prolongation de l'anesthésie est, en pareil cas, inversement proportionnelle à la richesse du mélange en oxygène, et cela suivant une progression arithmétique des plus simples qui prend les caractères d'une véritable loi.

L'anesthésie étant obtenue à l'aide du protoxyde d'azote pur.

(a) Si l'on administre un mélange contenant 40 litres d'oxygène et 100 litres de protoxyde d'azote, l'anesthésie se prolonge pendant 3 minutes et l'animal se réveille spontanément et instantanément même si l'on poursuit les inhalations.

(b) Si l'on donne un mélange contenant 20 litres d'oxygène et 100 litres de protoxyde d'azote, l'anesthésie se prolonge pendant 6 minutes. Réveil spontané et instantané, malgré la continuation des inhalations.

(c) Si l'on donne un mélange contenant 10 litres d'oxygène et 100 litres de protoxyde d'azote, l'anesthésie se prolonge pendant 12 minutes. Réveil spontané.

(d) Si l'on donne un mélange, contenant 5 litres d'oxygène et 100 litres de protoxyde d'azote, l'anesthésie se prolonge pendant 24 minutes. Réveil spontané.

(e) Si l'on donne un mélange contenant 2 litres 1/2 d'oxygène et 100 litres de protoxyde d'azote, l'anesthésie se prolonge pendant 48 minutes. Ce mélange est très dangereux, on ne peut conduire l'expérience à bonne fin qu'à la condition d'interrompre 3 ou 4 fois les inhalations pour permettre à l'animal de respirer de l'air pur. Si l'on ne prend cette précaution l'animal meurt au bout de 35 à 40 minutes.

Deux litres d'oxygène et 100 litres de protoxyde d'azote sont anesthésiques d'emblée pour les chiens, mais ils ne sauraient être employés sans danger. Les expériences que nous avons faites sur nous-même et sur quelques patients, avec les mêmes mélanges, donnent des résultats analogues, mais ces expériences ne sont pas encore assez nombreuses pour que nous puissions donner des conclusions précises.

Si les expériences ultérieures confirment les premières, ce que nous avons tout lieu d'espérer, cette nouvelle méthode d'anesthésie présentera les avantages suivants :

1° Tous les bénéfices de l'anesthésie au protoxyde d'azote.

2° Choix d'un mélange plus ou moins riche en oxygène, suivant que l'opération devra durer moins ou plus longtemps.

3° Sécurité absolue, puisque le réveil se produit spontanément, bien que l'on continue les inhalations (1).

Ether

L'éther, en raison de sa grande volatilité et de sa combustibilité, est un anesthésique incommode. De plus il provoque une période d'agitation très vive.

On ne peut l'administrer qu'à l'aide d'appareils spéciaux, par exemple d'un flacon à deux tubulures, dans lequel on fait passer à l'aide d'une poire en caoutchouc un courant d'air qui, après avoir barboté dans le liquide et s'être chargé de vapeur, est conduit à l'inhalateur par un tuyau de caoutchouc.

(1) Voir comptes-rendus de la Société de Biologie, séance du 23 février 1884, n° 8. 1884, p. 103.

Clover obtient l'anesthésie prolongée en administrant d'abord le protoxyde pur, puis un mélange de protoxyde d'azote et d'éther.

Chloroforme. — On peut administrer le chloroforme à l'aide d'un appareil identique à celui que nous avons signalé à propos de l'éther. Mais plus ordinairement l'on se sert simplement d'une compresse ou d'un cornet. Le cornet est plus dangereux que la compresse, parce que le chloroforme s'accumule au fond et qu'on ne sait jamais dans quelles proportions il arrive aux voies respiratoires, d'autre part il n'offre sur elle aucun avantage appréciable.

(a) *Méthode de la compresse.* — Lorsqu'on a recours à cette méthode, il est bon de protéger les yeux du malade contre l'action des vapeurs chloroformiques, à l'aide d'un bandeau qui cache en même temps l'aspect plus ou moins effrayant de l'appareil chirurgical.

On verse sur une compresse, ou sur un mouchoir, quelques gouttes de chloroforme, dont la pureté a été reconnue, et on fait inspirer au patient l'air qui se charge de vapeurs chloroformiques en traversant le tissu. Quand tout le liquide est évaporé, on en verse de nouveau quelques gouttes sur la compresse et l'on continue jusqu'à ce que l'anesthésie confirmée soit obtenue. Nous avons dit précédemment qu'il faut 7 à 8 minutes pour obtenir ce résultat. Si l'opération doit se prolonger au delà de 5 à 6 minutes, on maintient le malade en état d'anesthésie en continuant les inhalations.

Ce procédé qui est le plus fréquemment employé, en raison de la simplicité du manuel opératoire expose le malade à de graves dangers.

En effet, quelque précaution qu'on prenne, quelque

habitude qu'on ait de l'anesthésie, quelque habileté
qu'on déploie, il est impossible de calculer les quantités
de chloroforme qu'on administre. Le malade inhale
d'un seul coup, à un moment donné, une dose triple ou
quadruple, de celle qu'il a absorbé pendant la seconde
qui précède ou qu'il absorbera dans la seconde qui
suit. Il passe d'une anesthésie insuffisante à une anesthésie dangereuse et flotte en quelque sorte entre le
demi-réveil et le demi-collapsus.

C'est avec cette méthode surtout qu'on observe les
accidents du début (toux, spasme glottique, afflux de
mucosités dans le larynx, syncope respiratoire convulsive), dus à l'irritation des muqueuses par le contact
des vapeurs ; la syncope convulsive de la période
d'excitation et la syncope adynamique due à la dépression excessive du système nerveux.

Pour se mettre autant que possible à l'abri de ces
graves dangers, on doit ne verser sur la compresse que
quelques gouttes de chloroforme à la fois ; maintenir
la compresse éloignée du visage, lorsqu'on vient de
verser le liquide et l'en approcher à mesure que l'évaporation avance, de façon à ce que l'air possède, autant
que possible, une richesse chloroformique uniforme et
constante.

A ces conditions, un anesthésiste expérimenté et
attentif peut conduire à bonne fin l'anesthésie. Malheureusement l'expérience fait souvent défaut aux personnes que l'on charge d'administrer le chloroforme ;
aussi le chirurgien a-t-il toujours la double préoccupa-
tion de l'opération et de l'anesthésie.

Quelques praticiens conseillent de *sidérer* le malade
en lui administrant dès le début des doses massives de
chloroforme. On ne peut trop s'élever contre cette pratique, lorsqu'on se rappelle que la syncope respiratoire
peut se produire dès les premières inhalations.

Plus judicieuse est la méthode du Dr Peyraud, de Libourne, dans laquelle on fait inhaler seulement une goutte de chloroforme à chaque inspiration.

Quant à la méthode qui consiste à administrer les vapeurs anesthésiques par le rectum, elle supprime bien la période d'excitation, mais outre qu'elle est répugnante elle est loin d'être applicable à tous les cas.

(b) *Méthode du professeur Paul Bert. Mélanges titrés de chloroforme et d'air.* — M. P. Bert qui a déjà tant fait pour la recherche de l'anesthésie pratique et inoffensive, frappé des inconvénients et des dangers que présentent les procédés ordinaires, s'est posé le problème du dosage exact des anesthésiques et l'a résolu d'une façon absolument satisfaisante.

Après avoir fait une série d'expériences sur les chiens, il est arrivé à établir qu'un mélange de 8 grammes de chloroforme et de 100 litres d'air est suffisant pour produire l'anesthésie et que de plus ce mélange n'est pas dangereux pour les animaux.

La méthode des mélanges exactement titrés est passée du domaine du laboratoire dans celui de la clinique, grâce au concours du Dr Péan, chirurgien de l'Hôpital St-Louis. Elle a donné les meilleurs résultats.

Les premières anesthésies ont été pratiquées le 21 Décembre 1883. Depuis cette époque tous les opérés du service hospitalier de M. Péan, ont été soumis à ce mode d'anesthésie.

Nous avons recueilli les observations de ces malades et nous ne pouvons mieux faire que de reproduire ici le résumé de la communication que nous en avons faite à la Société de Biologie.

Mais commençons par éliminer la question des appareils.

4

On a d'abord employé, pour faire les mélanges titrés, le gazomètre du docteur de Saint-Martin, de Ris-Orangis. Il diffère des gazomètres ordinaires par la forme spéciale de sa cuve à eau. Cette cuve se compose de deux cylindres emboîtés et séparés l'un de l'autre par un petit espace annulaire. Le cylindre intérieur est fermé par en haut ; on peut le considérer comme un cylindre plein. L'espace annulaire sert de cuve à eau. Dans l'état de vacuité du gazomètre, la cloche recouvre exactement le cylindre intérieur ; dans ses mouvements d'ascension et de descente, elle glisse dans l'espace annulaire rempli d'eau qui sépare le cylindre extérieur de l'intérieur.

Cette disposition a pour avantage de n'exiger qu'une très faible quantité d'eau ; on en comprendra bien toute l'importance en se rappelant que les anesthésiques sont solubles dans l'eau. De chaque côté de la cuve s'élèvent deux tiges de fer munies de rainures dans lesquelles glissent des galets fixés à la cloche et lui servant de conducteurs ; ces tiges portent à leur extrémité supérieure des poulies sur lesquelles passe une corde attachée par un bout à la cloche et portant à l'autre bout des poids, que l'on peut augmenter ou diminuer à volonté.

Un manomètre adapté au gazomètre permet d'apprécier la tension du mélange et d'autre part une alitade fixée à la cloche glisse sur une tige graduée en litres et indique à tout moment la quantité du mélange absorbé par le malade.

L'air et le chloroforme sont amenés sous la cloche par un tube en U, dont l'une des branches est extérieure et munie d'un robinet, tandis que l'autre s'ouvre sous la cloche immédiatement au-dessus du cylindre intérieur.

Un second tube en U, disposé de la même façon, est

destiné à conduire le mélange gazeux de la cloche à l'inhalateur.

Pour introduire le mélange et le titrer, on adapte au robinet extérieur du premier tube en U un laveur plongé dans un bain-marie. On verse dans ce laveur la quantité de chloroforme calculée pour le dosage, on surcharge les poids de la cloche de façon qu'elle soit entraînée dans un mouvement ascensionnel et l'on ouvre le robinet. L'ascension de la cloche produit le vide, l'air extérieur se précipite dans le gazomètre, en traversant le laveur et en barbotant dans le chloroforme, qui se vaporise ainsi rapidement.

Afin que l'anesthésie ne subisse pas d'interruption, deux gazomètres sont réunis par un tuyau transversal muni de robinets. L'on remplit l'un des gazomètres pendant que le patient vide l'autre.

L'une des principales objections que l'on a fait à la méthode, a été précisément, la difficulté du maniement et du transport de l'appareil.

Mais cette objection n'a plus sa raison d'être, M. P. Bert a fait construire un appareil qu'un homme peut transporter et dont le maniement est élémentaire. Il suffit de tourner une manivelle pour engendrer d'une façon continue le débit d'un mélange exactement titré ; et d'autre part on peut changer à volonté et à un moment quelconque les proportions du mélange, à l'aide d'un simple tour de vis.

Ceci dit, entrons dans le corps de la question. *Titres des mélanges*. Le mélange contenant 7 grammes de chloroforme pour 100 litres d'air, donne de bons résultats chez les très jeunes enfants; il n'est pas suffisamment anesthésique pour l'adulte.

Le mélange à 8 pour 100 est celui qui convient le mieux pour la majorité des cas; il est suffisamment anesthésique et contient une dose de chloroforme *minima* (pour les très jeunes enfants exceptés).

Pour les anesthésies de longue durée, on peut employer alternativement les mélanges à 8 et à 7 pour 100, en changeant les proportions du mélange de quart d'heure en quart d'heure, par exemple.

Le mélange à 9 pour 100 ne procure pas d'avantages appréciables.

L'âge, le sexe, le tempérament, ne jouent qu'un rôle accessoire dans la question. L'anesthésie par la méthode des mélanges a été employée aux deux extrêmes de la vie, chez des enfants de 11 et de 17 mois, chez des vieillards de 76 ans.

Les opérations pratiquées pendant l'anesthésie ont été de siège, de nature, de durée et de gravité variables : amputations, résections osseuses, désarticulations, ablations de tumeurs, opérations sur le système nerveux, sur les téguments, sur l'intestin, sur les organes génitaux urinaires, etc., etc. La méthode a été appliquée à l'ovariotomie.

États pathologiques pouvant influer sur la marche de l'anesthésie. Des affections des voies respiratoires, le nervosisme, l'alcoolisme, l'anémie, des états d'une gravité toute particulière; intoxication stercorale, attaques récentes d'embolie pulmonaire ont eu des inconvénients beaucoup plus légers avec la méthode des mélanges, qu'avec les autres procédés.

Phénomènes de l'Anesthésie. — La méthode des mélanges titrés supprime les phénomènes d'irritation locale des muqueuses au début des inhalations ; on n'observe ni répugnance des malades, ni toux, ni hypersécrétion glandulaire, ni suffocation. Aucun malade n'a eu de spasme de la glotte.

Elle supprime de même ou atténue considérablement la période d'excitation, sauf chez les alcooliques. Encore l'agitation est-elle, chez ces derniers, moins bruyante et moins tumultueuse.

La période d'anesthésie confirmée est calme, régulière, continue et profonde. Le pouls et la respiration ne subissent pas d'oscillations brusques. Le facies est toujours excellent, d'une coloration rosée, sans lividité comme sans cyanose. La température ne s'abaisse que de quelques dixièmes dans les opérations de courte et de moyenne durée.

En un mot l'anesthésie est parfaite.

Elle a dans les cas d'*opérations qui se pratiquent sur la face et particulièrement sur les mâchoires,* un avantage qu'apprécient bien ceux qui ont l'habitude d'assister à de semblables opérations.

Voici comme les choses se passent habituellement ; lorsque la période d'anesthésie confirmée est obtenue, on écarte la compresse ou le masque de pulvérisateur afin de ne pas gêner l'opérateur et l'on continue l'anesthésie, en plaçant devant la bouche ou les narines, (toutes les fois que les manœuvres opératoires le permettent), une éponge montée sur des pinces et imbibée de chloroforme. D'une part le chirurgien respire autant de vapeurs que le malade ; d'autre part, l'anesthésie est tout à fait insuffisante, le patient se réveille, souffre, se plaint, s'agite et l'opération se termine péniblement. Avec la méthode des mélanges, les choses se passent tout différemment. Dès que l'opération commence, on introduit soit dans la bouche, soit dans les fosses nasales, un tuyau coudé, en cuivre, construit par M. Mathieu, sur les indications de

M. P. Bert et destiné à conduire les vapeurs anesthésiques dans la direction du larynx.

Le chirurgien n'est plus soumis directement aux
émanations chloroformiques et d'autre part, le malade
continue à respirer le mélange. L'anesthésie se poursuit
calme et régulière pendant toute la durée de l'opération,
le malade n'entrave pas les manœuvres chirurgicales,
par des mouvements malencontreux et, chose importante, il ne souffre pas une seconde.

Irrégularités de l'anesthésie. — Les incidents qui se
sont produits jusqu'ici au cours de l'anesthésie, ne
sauraient en aucune façon être imputés à la méthode.
Il n'y a pas eu d'accidents.

Durée totale des inhalations. — Avec la méthode des
mélanges titrés, on a pu faire des opérations qui ont
duré de 6 à 82 minutes. Il est certain qu'on pourrait,
mieux qu'avec aucun autre procédé, prolonger l'anesthésie pendant plusieurs heures.

Quantités de mélange dépensées. — Elles ont varié avec
la durée des inhalations et l'amplitude individuelle des
inspirations ; un malade a dépensé 1,610 litres du
mélange. Si l'on songe à l'évaporation qui se produit
lorsqu'on verse le liquide sur la compresse, on comprendra que la méthode des mélanges permet de
réaliser une économie notable de chloroforme.

*Prolongation de l'anesthésie après la cessation des
inhalations.* — A partir du moment où l'on cesse les inhalations, l'anesthésie absolue se prolonge, en moyenne,
pendant 7 minutes. Mais des causes diverses empêchent
d'élever cette proposition à la hauteur d'une loi.

Analgésie après le réveil. — Chez la plupart des malades,
l'insensibilité à la douleur persiste pendant un certain

temps après le réveil. Le patient parle, exécute les mouvements qu'on lui commande, se rend compte des manœuvres qu'on exerce sur lui (sensibilité tactile), mais ne souffre pas.

Terminaison. — Le retour à la sensibilité s'effectue normalement. Quelques malades ont des vomissements au réveil, comme dans tous les autres procédés.

Appréciation de la méthode des mélanges titrés. — Toutes les personnes, ayant quelques connaissances de l'anesthésie, qui ont vu expérimenter la méthode des mélanges titrés, s'accordent à reconnaître que cette méthode donne à la conduite de l'anesthésie, une précision, une régularité, une sécurité inconnues jusqu'alors.

Pour en bien apprécier toute la valeur, il faut se placer au point de vue des inconvénients et des dangers du chloroforme.

Les inconvénients sont : la répugnance du malade, la toux, l'hypersécrétion glandulaire et la suffocation du début. Le danger, c'est la syncope respiratoire, qu'elle revête la forme convulsive ou la forme adynamique, qu'elle se présente au début des inhalations ou au cours de l'anesthésie.

La syncope convulsive du début est due à la pénétration d'une dose massive de vapeurs chloroformiques dans les voies respiratoires ; elle revêt l'allure d'un accès de suffocation consécutif à un spasme tétanique de la glotte.

En employant le mélange à 8 pour 100 qui est la dose minima, on évite la toux, l'hypersécrétion glandulaire, la suffocation, le spasme.

La syncope convulsive du début paraît donc devoir être supprimée par l'emploi de la méthode des mélanges titrés.

Le danger de la syncope convulsive de la période d'excitation paraît de même écarté, puisque la méthode des mélanges titrés supprime ou atténue considérablement la période d'excitation.

Reste la syncope adynamique qui est le terme d'une dépression nerveuse continue et progressive, causée par l'action propre du chloroforme.

Or, nous n'avons pas observé de dépression inquiétante chez nos malades, et comme la proportion de 8 grammes de chloroforme, pour 100 litres d'air, est la dose anesthésique la plus faible pour l'adulte, nous croyons que cette variété de syncope est moins à redouter avec la méthode de M. P. Bert, qu'avec les autres procédés.

Mais comme il est impossible de calculer à l'avance jusqu'où ira la dépression produite sur le système nerveux par le chloroforme, comme cette dépression est variable suivant les individus, comme elle est souvent exagérée par la gravité ou la longue durée de l'opération, nous pensons que l'anesthésiste devra toujours exercer la plus grande surveillance, chez les sujets faibles, débilités, anémiques, terrorisés, excitables et par conséquent dépressibles.

En résumé si le nombre des observations est encore trop restreint pour fournir les bases d'un jugement définitif, il est du moins suffisant pour permettre d'établir une comparaison entre les procédés habituels d'anesthésie et la méthode des mélanges titrés et, il faut bien le reconnaître, cette comparaison est entièrement favorable à la méthode de M. P. Bert.

Mélanges d'huile d'olive et de chloroforme. MM. P. Bert et Dubois, dans le but de réduire autant que possible l'appareil instrumental, pour les médecins de campagne, ont effectué des mélanges d'huile d'olive et de chloroforme.

On met dans un flacon à deux tubulures 50 grammes de chloroforme et 100 grammes d'huile d'olive. On a fait respirer à un chien, par la trachée, l'air traversant ce mélange; il a dormi très tranquillement pendant deux heures et demie. Ce procédé est pratique et n'offre pas, paraît-il, de danger. Tout récemment M. Dubois à présenté à la Société de Biologie un appareil peu volumineux rendant les mélanges titrés applicables même dans la pratique civile. (1)

Anesthésie locale.

Étant donné le danger de l'anesthésie générale, ses applications se limiteraient à un petit nombre de cas, s'il existait un moyen d'obtenir l'anesthésie locale, c'est-à-dire, de supprimer la sensibilité d'une région quelconque, en agissant exclusivement sur les nerfs de cette région.

Malheureusement les moyens d'anesthésie locale, dont on dispose actuellement ne sont applicables qu'aux opérations qui se pratiquent sur la peau ou sur des organes de petites dimensions, tels que les extrémités digitales, le pavillon de l'oreille et dans une certaine mesure les dents.

L'électricité a été, jusqu'à ce jour, un moyen infidèle.

Les meilleurs résultats sont fournis par la réfrigération des tissus.

Tantôt, l'on abaisse la température en mettant la région qu'il s'agit d'anesthésier en contact avec un mélange réfrigérant (glace et sel marin). Tantôt, on pulvérise, sur la région, un liquide très volatil (l'éther en particulier), dont l'évaporation rapide produit un froid intense.

---

(1) V. comptes-rendus des séances de la Société de Biologie.

Nous dirons seulement quelques mots de ces deux procédés.

Anesthésie locale par les mélanges réfrigérants. — On mélange intimement et couche par couche, deux parties de glace pilée et une partie de sel marin (procédé de James Arnott). On place ce mélange dans un tissu poreux, tarlatane, mousseline, afin de faciliter l'écoulement de l'eau qui résulte de la fusion de la glace. Et on l'applique sur le point qu'il s'agit d'anesthésier.

Les tissus se refroidissent rapidement, ils deviennent pâles, exsangues, se rétractent et durcissent. En même temps le patient éprouve d'abord une sensation de brûlure et de cuisson, puis de l'engourdissement et enfin une insensibilité complète.

Ce sont les phénomènes d'une forte *onglée*.

Anesthésie obtenue par l'évaporation de l'éther. — On emploie pour pulvériser l'éther l'appareil de Richardson qui se compose : (*a*) D'un récipient (flacon de verre à large goulot) dans lequel on met une certaine quantité de liquide, en ayant la précaution de laisser à la partie supérieure un espace libre, qui servira de chambre à air. Ce flacon est muni d'un bouchon perforé.

(*b*) D'un système de deux poires en caoutchouc s'adaptant à la partie supérieure du flacon, à l'aide d'un tuyau et destiné à fournir un courant d'air rapide. La première poire fait office de soufflet, la seconde en vertu de son élasticité transforme le courant d'air intermittent, fourni par des pressions successives du soufflet, en jet continu.

(*c*) D'un système de deux petits tubes métalliques emboîtés l'un dans l'autre et enclavés dans le bouchon du récipient. Ces tubes sont destinés à fournir le jet d'éther et à le pulvériser. Le tube intérieur plonge dans l'éther ; le tube extérieur prend naissance à la partie supérieure du flacon, dans la chambre à air, au-dessus du liquide. Les extrémités libres de ces tubes sont effilées et offrent la disposition suivante : le tube intérieur s'ouvre au centre du tube extérieur, où il apporte le liquide, à 2 centimètres de l'orifice de ce dernier.

Lorsqu'on lance un courant d'air, à l'aide des poires, il se fait, dans la chambre à air du flacon, à la surface du liquide, une suppression. L'éther pénètre dans le tube métallique intérieur et s'élève jusqu'à son extrémité libre, c'est-à-dire jusqu'à 2 centimètres de la pointe du tube extérieur ou manchon. En même temps cet air comprimé est lancé dans l'espace libre qui sépare le tube intérieur, du manchon ; il arrive avec une certaine force expansive jusqu'à l'extrémité libre du tube intérieur où il rencontre l'éther, qu'il projette au dehors, en le divisant à l'infini, c'est-à-dire, en le pulvérisant.

La région qui reçoit le jet d'éther pulvérisé se refroidit rapidement par suite de l'évaporation du liquide, elle se retracte et s'anémie. Le patient éprouve d'abord une sensation de brûlure plus ou moins intense, puis une insensibilité absolue.

Richardson recommande d'employer de l'éther pur, dont la densité soit égale à 0,723. Ce liquide doit bouillir dans la paume de la main, il doit s'évaporer rapidement sur la langue sans laisser d'autres traces qu'un léger refroidissement. Dirigé sur la boule d'un thermomètre, il fait descendre le mercure à 6° Farenheit et y produit une couche de neige, fournie par la vapeur d'eau atmosphérique.

L'anesthésie locale par réfrigération s'obtient en quelques minutes et d'autant plus rapidement que la région est moins sensible et moins enflammée.

Dans le cas d'inflammation aiguë de la peau ou des muqueuses, dans le cas de périostite dentaire et de pulpite, la douleur engendrée par le refroidissement est tellement vive que quelques malades ne peuvent la supporter et la considèrent comme étant plus grande que celle de l'opération.

. L'anesthésie locale ne dépasse guère l'épaisseur de la peau, sauf lorsque l'organe est suffisamment petit pour que la réfrigération s'étende à tous les tissus qui le composent. On peut amputer, par ce moyen, les doigts et les orteils. Nous avons employé avec succès l'anesthésie locale, par l'éther, pour l'opération de l'empyème et pour la trachéotomie.

Certains praticiens affirment avoir obtenu des succès constants en l'appliquant à l'extraction des dents.

Nous pensons néanmoins que dans les cas d'inflammation aiguë, dont nous avons parlé précédemment, les résultats ne seraient pas satisfaisants.

Ajoutons qu'il faut toujours, pour commencer l'opération, attendre que le tissu soit totalement exsangue. Il ne se fait pas d'écoulement sanguin tant que dure la réfrigération Mais au moment de la réaction, les vaisseaux reprennent leur calibre et l'hémorrhagie se produit. Il importe donc de surveiller le retour à la sensibilité.

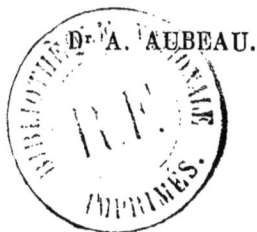

Dʳ A. AUBEAU.

25,722. — AMIENS. — IMP. T JEUNET.

www.ingramcontent.com/pod-product-compliance
Lightning Source LLC
Chambersburg PA
CBHW032307210326
41520CB00047B/2279